DOCUMENTS DE CRIMINOLOGIE
ET DE MÉDECINE LÉGALE

DE LA MORT

INOPINÉE OU RAPIDE

CHEZ LES ÉPILEPTIQUES

PAR

le Dr Hector GEYSEN

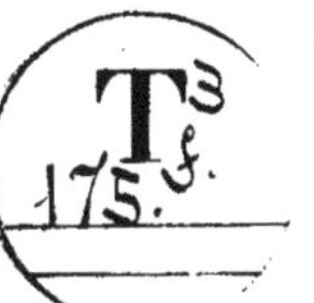

ÉDITEURS

A. STORCK — LYON | G. MASSON — PARIS

1895

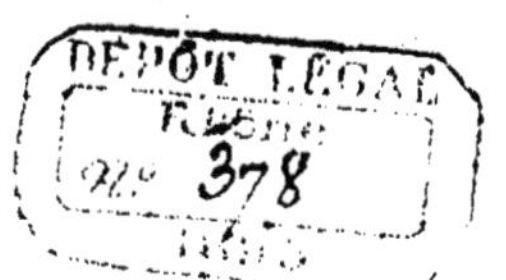

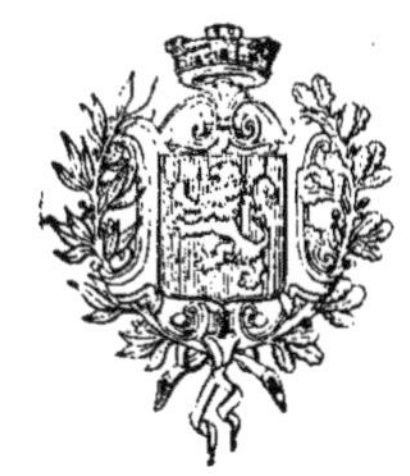

DOCUMENTS DE CRIMINOLOGIE
ET DE MÉDECINE LÉGALE

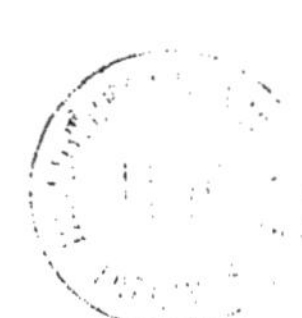

DE LA MORT

INOPINÉE OU RAPIDE

CHEZ LES ÉPILEPTIQUES

PAR

le Dr Hector GEYSEN

ÉDITEURS
A. STORCK | G. MASSON
LYON | PARIS
1895

INTRODUCTION

Τουτο μονον οιδα, ουδεν γιγνωσκειν

Le titre de cet opuscule pourra causer quelque surprise à certains, car il n'est pas bien sûr que l'épilepsie existe en tant qu'entité morbide, et la médecine moderne, après avoir restreint de plus en plus le domaine de l'épilepsie essentielle, semble bien près de la renverser à jamais, pour y substituer des états épileptiformes de cause variable. Notre curiosité inquiète n'accepte que difficilement et d'une manière temporaire l'idée d'une névrose, ce n'est là, sans doute, qu'un point d'attente où nous réduit notre ignorance des causes premières, lorsque nous tentons d'arracher son secret à la vie, ce βιος αινιγμα des anciens que les conjectures des plus puissants devineurs n'ont encore pu élucider.

Lorsque l'homme de science, par un labeur assidu, et ayant profité de l'expérience de ses devanciers dans les siècles passés, parvint à soulever un faible coin du voile au temple sacré de la Vie, son regard n'y rencontra que d'épaisses ténèbres, juste assez pour se convaincre qu'il ne savait rien et qu'il lui faudrait beaucoup d'autres siècles encore et aussi beaucoup d'autres vies d'homme pour habituer ses yeux à cette obscurité. Et dans cette incertitude, il m'apparait, d'une façon claire, que nous sommes semblables aux prisonniers enchaînés dans la caverne et placés de telle manière, qu'ils ne peuvent apercevoir que les ombres des choses réelles, de sorte que, leurs yeux étant habitués à considérer toujours ce même spectacle et ne voyant point ce qui est derrière, ils confondent l'ombre et la réalité, ainsi qu'il est expliqué dans le divin Platon.

La veille laborieuse du savant lui permet de reculer un peu les limites du problème, non de le résoudre, et en cela, il n'est pas beaucoup plus avancé dans la connaissance des choses que le vulgaire, car il n'a fait que changer d'inconnue, mais il a sur le vulgaire cette immense supériorité de ne point se laisser tromper par l'apparence et de soupçonner la réalité derrière l'ombre qui la masque. Comme le dit Renan : « La science préserve de l'erreur, plutôt qu'elle ne donne la vérité ; mais c'est déjà quelque chose d'être sûr de n'être pas dupe. »

Qu'est-ce que l'épilepsie, et depuis Hippocrate, quelle part vingt siècles ont-ils apporté à la connaissance de sa nature intime ? Il n'y a pas bien longtemps, quinze ans, vingt ans peut-être, que le savant commença d'avouer que les noms de névrose et d'épilepsie essentielle n'étaient que des mots destinés à masquer son ignorance. Depuis, on lui a trouvé des causes multiples ; tantôt un tubercule et tantôt une adhérence, et le savant fut bientôt amené à conclure que l'épilepsie n'était qu'un symptôme, un mode de réaction du système nerveux, réaction pouvant survenir sous des influences diverses.

Pour l'expliquer, les théories abondent, qui ne valent souvent que par le talent ou l'ingéniosité de l'auteur qui les présente.

Selon M. le professeur Pierret, chez l'être humain, l'épilepsie peut être considérée, dans un grand nombre de cas, comme due à la stase de toxiques dans l'encéphale, stase favorisée par des scléroses de nature variable.

Voisin a reconnu qu'en nombre de cas, les crises épileptiques sont précédées par un abaissement de la toxicité des urines, ce qui revient à dire que nombre d'épileptiques sont des urémiques intermittents.

Delasiauve dit un jour que « certains épileptiques n'auraient jamais d'attaques s'ils ne buvaient pas d'alcool », nous savons d'ailleurs que les gros mangeurs prennent des crises convulsives par une sorte d'intoxication alimentaire. Y a-t-il bien loin de cette parole à cette autre que nous relevons dans l'ouvrage de Zacchias :

Caro hædina a Galeno dicitur promovere epilepsiam ?

Pour M. Pierret, la plupart des épileptiques ne sont que des cicatriciels chez lesquels l'intoxication réveille des phénomènes convulsifs. Sur ce point, les expériences de Pierret, de Rossolimo, de Cadéac et Meunier, paraissent concluantes.

Comme le dit M. Pierret : « Notre devoir est d'aller plus loin, plus haut, et de savoir quelle est l'essence de ces phénomènes fugitifs que, dans notre ignorance, nous qualifions de fonctionnels et que nous osons regarder comme indépendants de toute altération matérielle. Il faut à nos yeux myopes de très grosses lésions et nous nous glorifions quand une cicatrice, un foyer de sclérose ou un rétrécissement vasculaire s'est offert de lui-même à notre observation superficielle. » Sans doute il faut aller plus loin, entreprendre l'étude ardue du dynamisme cérébral, surprendre les réactions de la cellule vivante, et si la maladie sacrée, l'épilepsie, n'est qu'une urémie, faire la chimie de la cellule cérébrale.

Est-ce à dire que le médecin légiste doive s'abriter derrière cette incertitude pour hésiter à diagnostiquer l'épilepsie, sous le prétexte que la science n'a pu encore remonter aux origines réelles de la maladie ? Non assurément, et quelles que soient ses convictions personnelles sur la pathogénie du mal comitial, le médecin légiste a le droit et le devoir de le reconnaître. Peu importe sa nature intime et que cette maladie soit réellement une maladie essentielle ou bien seulement un symptôme de lésions mal connues ou tout à fait ignorées, le syndrome est là, patent, qui s'impose et ne lui permet point de méconnaître les états épileptiques, heureux encore s'il a pu, souvent au prix d'un dur labeur, les deviner sous leurs multiples aspects.

Car c'est au médecin légiste une tâche particulièrement difficile que celle d'exposer les connaissances de la médecine devant ceux qui, ne s'étant point exercés dans cet art, sont par là même mal préparés à comprendre et à interpréter les grands problèmes qui y sont agités. Et il ne convient point de mener ceux-là dans les sentiers mal frayés encore par les savants, de peur que, ayant conçu quelque effroi devant tant d'incertitudes, ils ne se jettent dans un doute exagéré et non tempéré par la connaissance des grandes vérités médicales.

Arrivé au terme de nos études ce nous est un plaisir autant qu'un devoir de remercier ici les maîtres de l'école lyonnaise qui ont fait notre instruction médicale.

Nous avons écrit cette thèse sous l'inspiration de M. le

professeur Lacassagne, ses bienveillants conseils ne nous ont jamais fait défaut et nous garderons longtemps le souvenir du professeur dont les leçons nous révélèrent un savant doublé d'un lettré. Qu'il veuille bien accepter l'hommage de nos plus sincères remerciements.

Nous devons à l'obligeance de M. le docteur Carrier une partie des observations qui sont contenues dans ce travail et nous tenons à lui en témoigner toute notre reconnaissance.

Nous voulons aussi remercier ici nos chefs de l'hôpital militaire et en particulier M. le médecin-major Lemoine, professeur agrégé au Val-de-Grâce, qui ont eu la tâche rude et ingrate de nous initier aux connaissances élémentaires de la médecine.

Merci, enfin, à nos camarades de promotion qui ont partagé avec nous les joies et les peines de ces trois années d'Ecole.

CHAPITRE PREMIER

Nous n'entreprendrons point de retracer ici à propos de ce sujet limité un historique complet de l'épilepsie. D'ailleurs trop de fois avant nous on a déjà conté la terreur sacrée qu'inspirait aux anciens le mal épileptique et chacun sait qu'à Rome on interrompait les comices quand un assistant tombait du haut mal.

Hercule, dit-on, en était atteint, et il est rapporté dans Euripide et dans Sénèque qu'il fut surpris par le délire épileptique pendant qu'il offrait un sacrifice à Jupiter : il poursuivit les siens pour les tuer, mais fut arrêté par Pallas.

D'où les dénominations successives de *morbus comitialis*, mal sacré, mal d'Hercule, mal de saint Jean, et tant d'autres encore qui ont exprimé successivement, à travers les âges et les peuples, la crainte religieuse répandue par ce mal étrange et incompris, et dont la fatalité indiquait si clairement l'origine divine.

Le médecin lui-même ne pouvait parfois se défendre d'une certaine épouvante, et Zacchias, dans l'ouvrage qu'il publie à Amsterdam en 1621 et intitulé : *Pauli Zacchiæ medici Romani quæstiones medico-legales*, rapporte qu'il vit un prêtre saisi d'une attaque d'épilepsie dans l'église Sainte-Claire et dont les convulsions furent si fortes qu'il ose à peine les décrire « ... *tanta partium faciei distorsione ut os ipsum (vix audeo proferre quod oculis ipsis vidi) ad pectoris claviculas distorqueretur.* »

L'épilepsie, connue de toute antiquité, est restée dès longtemps aussi une perpétuelle énigme pour les savants, énigme dont ils n'ont pu encore d'ailleurs trouver la solution.

Hippocrate lui a consacré un livre tout entier et plusieurs de ses aphorismes, Celse en parle longuement dans ses ouvrages et l'on en trouve une description remarquable faite par Uretée et Caelius Aurelianus.

Puis, avec le progrès scientifique, avec des méthodes d'investigation plus précises, les travaux se font plus nombreux. Tissot, Batt, Maisonneuve, Calmeil, Cazauvieilh, Boerhaave, Van Swieten, une foule d'autres savants encore en étudient les modalités diverses, s'attachant en outre à distraire du cadre de l'épilepsie toutes les manifestations d'autres maladies qui y avaient été rangées par erreur.

Enfin, de nos jours, l'épilepsie a été méthodiquement et minutieusement explorée par la savante école de la Salpêtrière et en particulier par Legrand du Saulle, Bourneville, Magnan et surtout Ch. Féré. On a demandé à l'organisme de l'épileptique tous les renseignements qu'il pouvait fournir : le dynamomètre a mesuré sa force, le thermomètre a enregistré sa température, on a calculé sa pression artérielle pendant la crise et étudié sa respiration. Enfin le savant est parvenu à reproduire expérimentalement la crise : Vulpian a rendu des chiens épileptiques en excitant certains points de leur cerveau et Magnan a obtenu le même résultat au moyen d'injections intra-veineuses d'essence d'absinthe : ce qui a permis d'étudier avec quelque précision la névrose qui avait frappé d'effroi nos ancêtres.

On a même fait l'histoire rétrospective de l'épilepsie, et en vertu de l'adage *Nullum magnum ingenium nisi mixtura quadam stultitiæ*, on a parfois torturé un peu les textes et fouillé la vie des grands hommes afin d'y montrer des signes évidents de mal comitial. Bien peu, parmi les grandes figures de l'histoire, ont trouvé grâce devant la science contemporaine. Moreau de Tours a ouvert la voie en définissant que « le génie est une névrose », ce qui rendait fort nombreux les hommes illustres qui devenaient justiciables de l'étude médicale.

A vrai dire, cela leur enlevait quelque poésie ; le philosophe spiritualiste et le littérateur crièrent au sacrilège : que leur importait qu'on décorât d'un nom scientifique le δαίμων de Socrate ? Belle science qui prétendait éclairer les autres et se trouvait réduite à cacher par les mots de névrose et de psychose sa propre faiblesse. Ces gens simples avaient peut-être raison, mais ils ne purent arrêter l'infatigable ardeur des savants.

La Harpe rapporte que César eut des attaques d'épilepsie en audience publique. Legrand du Saulle dit que l'épilepsie semble avérée chez Mahomet : « Par les froids les plus vifs la sueur lui coulait du front, ses yeux s'enflammaient et quelquefois il beuglait comme un jeune chameau. »

Le mystique Swedenborg fut aussi accusé du mal sacré ; enfin on a recherché l'épilepsie jusque dans la littérature, et nous avons lu quelque part une note sur l'épilepsie d'Othello : M. Robert Lawson, inspecteur de l'aliénation mentale en Ecosse, ayant entrepris de démontrer que Shakespeare a eu réellement l'intention de donner à son héros, au quatrième acte, une attaque d'épilepsie née sous l'influence de causes morales intenses.

Comme le dit Zacchias, qui paraît avoir joui à son époque d'une certaine réputation, car ses contemporains le nomment *vir celeberrimus, medicus et philosophus clarissimus* et même l'homme *omniscient* :

« *Inter ægritudines animi connumerant etiam epilepsiam, morbum comitialem dictum, seu morbum sacrum, circa quem nonnulla sunt multa consideratione digna, a Medico discutienda.* »

Tout dans l'épileptique est sujet à des considérations dignes du médecin ; le mécanisme de sa mort, même, présente une complexité aussi grande que les manifestations variables de la névrose et peut prêter à la controverse.

Les modes de mort dans l'épilepsie sont bien différents. Challand relate le cas d'un malade qui, ayant été surpris par l'accès pendant son bain, mourut d'asphyxie par submersion, et Lunier, d'autre part, cite celui d'un épileptique qui mourut de rupture du cœur pendant une crise.

Nous avons voulu représenter dans ces quelques pages de quelle façon meurent les épileptiques, en faisant toutefois abstraction de ceux chez lesquels la mort survient à la suite d'une maladie intercurrente comme la tuberculose par exemple, fréquente chez eux, ou bien encore de ceux qui meurent dans la démence, aboutissant presque fatal d'une longue vie tourmentée par l'épilepsie. En un mot nous étudierons seulement les cas de mort par les effets directs ou accidentels de la crise. Et pour tenter une explication de cette banqueroute dernière de l'organisme, lassé par les atteintes répétées du mal, nous rappellerons en quelques mots les phénomènes de physiologie pathologique auxquels donne lieu l'accès du *morbus comitialis* et les désordres qu'il engendre à la longue dans l'économie de l'épileptique. Les systèmes respiratoire, circulatoire et nerveux sont également bouleversés par le spasme, les conditions d'équilibre disparaissent, et pour peu qu'une lésion antérieure existe, diminuant le champ respiratoire ou affaiblissant la paroi cardio-vasculaire, la vie de l'épileptique se trouve menacée. Nous étudierons donc en premier lieu ce mode de mort qui est occasionné par l'exagération des phénomènes physiologiques, soit que la crise ait une intensité exceptionnelle, et c'est le cas le plus rare, soit que, étant d'intensité moyenne, elle agisse sur un organisme affaibli. Dans ces conditions même la mort peut survenir de plusieurs façons selon que c'est l'appareil circulatoire, ou l'appareil respiratoire, ou le système nerveux qui cède, amenant l'issue fatale.

Nous étudierons en un chapitre spécial la mort qui survient pendant l'état de mal, état particulier où toutes les conditions néfastes s'ajoutent et agissent surtout par leur durée et où les convulsions combinant leur fréquence et leur violence à l'asphyxie progressive et à la haute température mettent la vie de l'épileptique dans un péril auquel elle échappe difficilement.

Un autre genre de mort qui se rencontre fréquemment chez les épileptiques provient des accidents consécutifs à l'ictus : chutes dans le feu, dans l'eau, et une foule d'autres encore, nombreux et variés, qui peuvent donner lieu à des expertises médico-légales d'une difficulté parfois extrême. C'est à ce diagnostic médico-légal de la mort par épilepsie que nous voulons consacrer le dernier chapitre de cet opuscule, non que nous ayons la présomption de réussir là où tant d'esprits élevés ont échoué, ni de préconiser quelque méthode sûre pour résoudre le problème, mais il existe une série de signes qui, n'ayant individuellement et personnellement qu'une minime valeur, peuvent, par leur rapprochement, acquérir une réelle importance. Car dans certains cas, ainsi que nous le verrons plus loin, la névrose marque à son coin l'individu qu'elle atteint, et il est possible parfois de retrouver chez lui quelques traces extérieures accusatrices. Les faits réunis par Worcester montrent que sur 62 cas de mort chez les épileptiques la terminaison fatale est 45 fois la conséquence des attaques.

Cette question de la mort dans l'épilepsie a été rarement agitée et c'est pourquoi je doute que ce modeste travail pourra être de quelque utilité, car comme le dit le Dr Leszynski, ancien médecin de l'asile d'aliénés de New-York : « La littérature médicale renferme peu de chose sur ce sujet, car, la maladie étant chronique et incurable, la majorité des cas sont perdus de vue après avoir été diagnostiqués. »

Dans un article paru en 1868, le Dr Mackenzie Bacon, de l'asile du comté de Cambridge en Angleterre, écrit de même : « La cause immédiate de la mort dans l'épilepsie est un sujet qui ne peut être aisément résolu et qui n'est pas souvent traité dans les ouvrages de médecine, probablement en raison du défaut d'observation. Ce silence de la part des écrivains ne doit pas étonner quand on considère combien peu d'épileptiques meurent à l'hôpital ou sous l'observation des plus savants médecins... Mais il y a une autre cause beaucoup plus importante, à savoir que l'intelligence étant toujours affectée dans l'épilepsie à une certaine époque, les malades disparaissent pour la plupart de la société et sont internés dans un asile où ils sont à jamais perdus pour le monde. »

CHAPITRE II

Les phénomènes de physiologie pathologique dans la crise épileptique

Qu'une crise aussi violente s'accompagne de troubles graves et parfois mortels dans les principaux appareils de l'économie, cela n'est point douteux surtout pour qui considérera l'infériorité des moyens dont dispose l'épileptique pour résister à la terrible attaque.

M. Féré a montré, en effet, que, si l'épileptique présente souvent les apparences d'une constitution athlétique, sa force est au-dessous de la moyenne et les recherches faites à ce sujet au moyen du dynamomètre ont amené ce savant à conclure qu'il y a infériorité chez les épileptiques sur les individus sains de 31 % de la main droite et de 32 % de la main gauche. Les muscles thoraciques paraissent affaiblis chez eux comme les muscles des membres : les épileptiques ont de fréquents rapports de parenté avec les phtisiques et très souvent ils succombent à la tuberculose pulmonaire. Sur six épileptiques morts pendant ces dernières années dans le service du Dr Carrier, à l'Antiquaille, nous relevons trois cas de mort par tuberculose pulmonaire. Le rapport de la circonférence thoracique à la taille, ne diffère pas notablement de l'état normal, mais la capacité vitale, c'est-à-dire la quantité d'air expulsé après une expiration aussi complète que possible après une inspiration maxima, est diminuée. Même dans l'intervalle des accès, la respiration, déjà lente chez eux, présente des caractères spasmodiques et l'expiration, en général prolongée, se fait par saccades, saccades à peu près isochrones et qui donnent au tracé une forme en escalier très caractéristique.

L'épileptique se trouve ainsi placé dans un état de moindre résistance pour lutter contre le danger où le place à chaque instant l'accès qui le surprend et qui amène une perturbation si considérable dans l'économie.

C'est à M. Vulpian, puis à M. Féré et à M. Magnan que nous devons la plus grande partie de l'étude expérimentale des phénomènes qui se produisent dans le domaine de la vie organique pendant le paroxysme épileptique. Avant le début de l'accès, la respiration devient très superficielle avant que le pouls ait éprouvé aucun changement. La convulsion tonique de tous les muscles du tronc immobilise le thorax, la respiration est impossible et la circulation de retour difficile, et Mollière pense que le spasme glottique surajouté amène souvent la mort par asphyxie. La perturbation fonctionnelle des centres nerveux produit les convulsions des muscles de la vie et de certains muscles de la vie organique, de l'iris, des vaisseaux à tunique contractile, de l'intestin, de la vessie, etc.

Vulpian a pu confiner pour ainsi dire les attaques

d'épilepsie dans le domaine de la vie organique par l'excitation du gyrus sigmoïde chez un chien préalablement curarisé. On peut observer dans ces conditions d'expérience, un flux salivaire abondant, de la dilatation pupillaire, de la sécrétion biliaire, enfin les contractions de la vessie qui, lors de chaque attaque expulse une partie de son contenu, tous phénomènes qui, au total, n'ont point de valeur dans ce débat de vie ou de mort.

Malheureusement la funeste névrose étend sa suprématie jusque sur le muscle essentiel et indispensable à la conservation de l'organisme tout entier ; elle agit sur le cœur lui-même.

Dans la note qu'il présenta à l'Académie des sciences en 1885, Vulpian affirmait déjà que, pendant l'accès, la pression intra-carotidienne s'élève beaucoup ; elle peut, dit-il, monter de 0m09 à 0m21 et probablement plus haut encore, quand on évalue cette pression à l'aide de l'hémodynamomètre à mercure. Et il attribue cette augmentation de pression à un resserrement généralisé des vaisseaux qui est produit par une excitation des centres nerveux vaso-constricteurs.

En mai 1889, Ch. Féré nous apporte des évaluations plus précises encore de la pression artérielle étudiée à l'aide du sphygmomètre de Bloch. Pendant l'aura, il y a une augmentation de pression de 200 à 300 grammes. Cette pression forte se maintient pendant la période convulsive, puis elle tombe au-dessous de la normale quand l'accès a pris fin. A la suite d'accès sériels, surtout si ces accès ne sont pas séparés par des périodes de retour à la connaissance, la dépression peut être de

300 ou 400 grammes et ne disparaître qu'après plusieurs jours.

Ces considérations nous expliquent comment les émotions, les efforts violents peuvent jouer un rôle important et devenir facteur causal de l'accès, car dans ces conditions il y a augmentation de pression.

De son côté, M. Magnan a observé l'état du cœur et de la tension artérielle pendant l'attaque, au moyen du kymographion de Ludwig, sur un chien rendu épileptique par une injection intra-veineuse d'essence d'absinthe. Il a ainsi constaté pendant le stade tonique, une élévation considérable de la tension artérielle avec fréquence plus grande des battements du cœur qui offre de la tendance à se tétaniser. Dans le stade clonique, au contraire, on observe un ralentissement si considérable des battements qu'une révolution cardiaque s'accomplit dans un temps six à huit fois plus long qu'à l'état normal. La circulation encéphalique prend naturellement part à cette congestion généralisée et à l'examen ophthalmoscopique on voit les vaisseaux rétiniens qui, à chaque attaque, se congestionnent activement ; le sang y est poussé brusquement comme par un coup de piston.

Todorsky s'est également livré à des recherches sur la circulation du sang dans l'encéphale pendant les attaques d'épilepsie. Ses expériences ont porté sur des chiens et des chats rendus épileptiques par l'injection de cinchonine, de cinchonidine ou d'essence d'absinthe et il a pu mesurer ainsi la pression prise dans le cercle artériel de Willis, démontrant bientôt que pendant l'accès il se produit un afflux considérable de sang au cerveau et une dilatation vasculaire consécutive. On conçoit aisément que si quelque point de la paroi de tout ce système cardio-vasculaire vient à faiblir, miné qu'il est par quelque lésion dégénérative, une hémorrhagie s'ensuivra et des accidents pourront se produire, qui auront une importance variable suivant le point occupé par la pierre qui s'est écroulée dans ce mur vivant, incessamment battu par le flot sanguin.

A la vérité l'épilepsie n'est ici, comme presque partout ailleurs, ainsi que nous le montrerons plus tard, qu'une cause adjuvante de mort, et son appoint est représenté par cette haute tension artérielle qu'elle amène à sa suite et qui se surajoute aux lésions antérieures pour ébranler un organisme affaibli.

Babinski conte l'histoire d'un épileptique qui, dans un paroxysme, mourut d'hémorrhagie méningée. Mais cet homme était en même temps syphilitique et ses artères cérébrales étaient atteintes d'une artérite spécifique qui amoindrissait sensiblement la résistance de la paroi vasculaire.

Ajoutons encore que M. Bourneville a montré que chaque accès épileptique s'accompagne d'une élévation de température, facteur négligeable dans l'accès simple, mais dont l'importance grandit et qui doit entrer en ligne de compte lorsqu'il s'agit d'accès sériels et surtout du *status epilepticus*.

Avec la période convulsive de l'état de mal, la température monte jusqu'à 39° et même 40°, puis elle redescend : abaissement momentané d'ailleurs, car lorsque commence la période méningitique, l'élévation thermique s'accentue, considérable cette fois, atteignant 40°, 41°, et il est rapporté par Bourneville que dans un cas, la température s'éleva jusqu'à 42°4, une demi-heure avant la mort.

Nous verrons de quelle façon l'organisme résiste et de quelle manière aussi il succombe à cette violence de l'accès.

Mais il nous a paru nécessaire d'exposer auparavant dans ces lignes les quelques données de physiologie pathologique que nous possédons touchant le mal épileptique, persuadés qu'elles peuvent aider beaucoup à la pleine intelligence des accidents consécutifs à l'accès

CHAPITRE III

Mort subite pendant une crise

La statistique des cas de mort subite pendant une crise est assez difficile à faire, car il arrive souvent qu'on ne sait pas au juste ce que les auteurs ont voulu désigner par là. Le mot épilepsie veut dire à la fois tout et rien. Comme le dit le docteur Bacon : « Si nous nous reportons au *Registrar genera's Report* pour 1861 nous voyons que 2406 morts sont dues à l'épilepsie : nous n'avons aucune idée définie sur la cause réelle de la mort et nous ne pouvons dire si ces patients sont morts directement du fait d'une crise ou bien d'une manière différente. La seule conclusion valable qu'on en puisse tirer est qu'un individu qui était épileptique est mort. »

Il est très rare qu'une seule crise épileptique amène la mort. C'est là une proposition attestée par de nombreux médecins. Russel Reynolds écrit : « Il est très rare pour un épileptique de mourir dans une attaque, je n'ai encore jamais vu un cas semblable. »

Hammond dit de même : « Je n'ai jamais dans ma pratique vu de mort survenir pendant une véritable attaque épileptique. »

Ross dans son travail sur les maladies nerveuses professe la même opinion. « L'épilepsie est essentiellement une maladie chronique et, quoique la mort puisse arriver occasionnellement pendant une attaque, cela est excessivement rare. »

Comme le reconnaissent tous les auteurs, les cas de mort subite dans une attaque existent, quoique rares, mais c'est une vérité fondamentale que, si la crise peut devenir mortelle par des troubles circulatoires ou par l'interruption des phénomènes respiratoires, ou par l'épuisement du pouvoir nerveux, beaucoup plus fréquemment elle résulte de l'intervention d'autres maladies ou bien de complications associées à l'épilepsie.

A. — Mort par troubles du système cardio-vasculaire

Si l'on considère l'énorme élévation de la pression artérielle que nous avons signalée dans le chapitre précédent et produite, tant par le spasme des vaisseaux que par l'entrave mise à la circulation en retour, il sera aisé de comprendre qu'une rupture en un point du système cardio-vasculaire est possible, et peut, par suite, entraîner la mort. Ces ruptures vasculaires sont cependant moins fréquentes qu'on ne serait tenté de le croire au premier abord, et Crichton Browne a signalé une espèce de substitution fibroïde qui arrive lentement mais sûrement dans les parties qui sont sujettes périodiquement à la congestion : il se produit ainsi de l'induration puis une augmentation de volume. Les cheveux deviennent plus gros, la peau de la tête et de la face s'épaissit et devient rude ; la boite osseuse elle-même s'épaissit. La rupture toujours possible de quelques petits vaisseaux pendant la crise serait beaucoup plus fréquente sans cette hypertrophie préservatrice qui vient renforcer les vaisseaux soumis à des distensions soudaines et fréquentes. Néanmoins, dans les crises rapides d'une grande intensité, ou quand la contraction des muscles cervicaux empêche le retour du sang de la tête, une rupture peut se produire et l'extravasation sanguine tue alors par choc, ou par commotion, ou par compression.

Van Swieten avant Trousseau avait déjà noté ces petits épanchements sanguins semblables à des piqûres de puces que l'on remarque après une crise violente sur la face, le cou et la poitrine. Outre ces pétéchies visibles à la première inspection, on peut en constater souvent de plus étendues dans le tissu cellulaire sous-muqueux de la bouche, après une série d'attaques. Calmeil a rencontré ces hémorrhagies miliaires à la surface des circonvolutions, Van der Kolk dans la substance du pont de Varole, et on peut souvent les rencontrer en grand nombre dans le tissu diploïque des os du crâne. Enfin de plus larges hémorrhagies se voient quelquefois chez ces malades. Tissot parle d'un épileptique mort pendant l'accès et qui présenta de si nombreuses hémorrhagies que son corps était devenu « noir comme celui d'un nègre ».

Le docteur Cabadé, de Valence, a rapporté en 1892 l'observation suivante :

Homme de soixante ans, épileptique, robuste, sans athérome ni maladie de cœur. Il se couche un soir après son souper comme d'ordinaire ; sa femme, placée non loin de lui, n'entend autre chose qu'une agitation insolite de son mari, mais sans chute ni traumatisme. Le lendemain tout le buste de l'homme est absolument noir, l'extravasation sanguine est considérable, la peau est soulevée, dure, tendue, depuis les régions sus-claviculaires jusqu'à la base du thorax à droite, jusqu'au niveau de la crête iliaque à gauche. Les deux bras et les deux épaules sont énormes : la circonférence des bras est de 34 cent. Le visage ne présente pas d'ecchymoses. Cette vaste ecchymose mit près de deux mois à se résoudre.

Que la rupture vasculaire intéresse la circulation cérébrale, et la mort subite en sera le plus souvent la conséquence. Cet accident se produira d'ailleurs avec d'autant plus de facilité que les artères du sujet seront atteintes d'une dégénérescence de cause quelconque : athérome, artérite syphilitique, etc.

La littérature médicale renferme de nombreux exemples de ces apoplexies cérébrales.

Babinski a rapporté l'exemple d'un malade du service de Vulpian qui succomba à une hémorrhagie sous-arachnoïdienne à la suite de l'attaque.

Le Dr Harbinson, médecin-adjoint de l'asile de Lancastre, cite deux observations analogues.

La première a trait à une épileptique, âgée de 36 ans, qui mourut d'hémorrhagie cérébrale pendant une attaque.

A l'autopsie, on découvrit des apoplexies multiples. Dans chaque lobule postéro-pariétal et symétriquement placé, se trouvait un foyer apoplectique de la grosseur d'une noix. Deux autres foyers, gros comme une amande, occupaient la troisième circonvolution occipitale gauche et la seconde temporo-sphénoïdale gauche.

Dans la seconde observation, il s'agit d'un épileptique qui, dans un accès de colère, fut pris d'une attaque convulsive et mourut en quelques minutes. L'examen du cerveau montra un épanchement sanguin s'étendant sous les membranes et occupant presque toute la surface.

Enfin, dans quelques cas, c'est le cœur lui-même qui cède pendant les convulsions épileptiques. M. Magnan, en analysant les conditions organiques qui accompagnent l'attaque, a démontré que la mort pouvait survenir par deux mécanismes différents : pendant la période tonique, par la tétanisation du cœur, état qui peut en déterminer la rupture, et pendant la période clonique par arrêt du cœur ou syncope. A la vérité, ce sont là des faits qui ne s'observent point communément. On ne connaît dans la science que trois cas de rupture du cœur survenue pendant l'accès épileptique, et Elleaume, dans sa thèse, prétend qu'elles sont toujours symptomatiques d'une affection antérieure.

La mort survient alors par arrêt de la circulation, arrêt dû probablement à la compression exercée par le sang extravasé dans le péricarde. Le premier fait de ce genre a été signalé par Short et les deux autres ont été publiés par Lunier.

En voici le résumé :

OBSERVATION I

Louis R..., 69 ans, écrivain public, épileptique. Accès assez rares mais très violents. Mort subite pendant un accès. A l'autopsie on trouve le péricarde très distendu par des caillots et on constate une déchirure irrégulière à la face postérieure du cœur, longue de 22 à 25mm, parallèle au sillon longitudinal et faisant communiquer le ventricule gauche avec le péricarde.

OBSERVATION II

Gervais L..., tailleur, âgé de 43 ans, épileptique. Un matin on le trouve mort dans son lit. A l'autopsie le péricarde est rempli de sang. Il existe une déchirure sur la paroi antérieure du ventricule droit.

Dans les deux cas la rupture du cœur fut attribuée à la gêne apportée à la circulation par l'accès d'épilepsie et aux efforts violents qu'avaient dû faire les ventricules pour repousser le sang dans les artères où existait déjà une haute pression. Comme le faisait déjà remarquer Lunier, il se produit dans ces conditions un spasme tétanique du cœur qui se rompt là comme l'utérus se rompt pendant l'accouchement quand une résistance quelconque s'oppose à l'expulsion du fœtus. Chez le second malade la lésion siégeait sur le ventricule droit, sans doute parce qu'une asphyxie commençante avait placé le principal obstacle au cours du sang dans la circulation pulmonaire.

La seconde proposition émise par M. Magnan, à savoir que la mort peut aussi être amenée, non plus par un excès d'énergie du cœur, mais par son arrêt, se trouve aussi vérifiée par quelques observations, et ce fait semble se produire surtout lorsque la vitalité du muscle cardiaque est amoindrie par une dégénérescence.

Le Dr Bacon a publié dans *la Lancette* deux cas de mort subite dans l'épilepsie qu'il attribue à la cause indiquée plus haut.

Ces cas furent observés en 1866 et 1867, dans l'asile du comté de Cambridge à Fulbourn.

La première observation est celle d'une femme épileptique âgée de 62 ans qui fut trouvée morte dans son lit avec les signes d'une crise récente. A l'autopsie les poumons sont très peu congestionnés et emphysémateux par places. Sur l'aorte et sur la valvule mitrale se trouvent quelques plaques d'athérome.

Le cœur est atteint de dégénérescence graisseuse.

La mort fut expliquée par l'affaiblissement général de l'organisme et surtout par celui du cœur qui entraina probablement la syncope mortelle.

La seconde observation est tout à fait semblable à la première.

La malade, une femme de 41 ans, fut trouvée morte après une crise; l'autopsie ne révéla rien qui pût expliquer la mort, mais le microscope décela une forte dégénérescence graisseuse du cœur.

Le cœur n'est pas le seul viscère qui soit exposé à une rupture pendant le paroxysme convulsif. Poljakoff a signalé un cas où la mort survint pendant un accès par la rupture du foie. M. le professeur Teissier nous a conté l'histoire d'une épileptique en traitement à l'hôpital pour une fièvre typhoïde. Pendant toute la durée du processus fébrile les accès disparurent, mais, lors de la convalescence, une nouvelle attaque survint, qui provoqua la mort par rupture du diaphragme. Le muscle était atteint de dégénérescence vitreuse et le spasme en avait déterminé l'éclatement.

B. Mort par asphyxie et suffocation accidentelle

Quoique la mort par lésion du système circulatoire soit déjà rare, la mort par asphyxie au cours d'une crise est plus rare encore ; et par là nous voulons entendre l'asphyxie due à la gêne de la circulation jointe au spasme des muscles respiratoires, et il n'en existe pour ainsi dire pas d'exemple.

La mort arrive le plus souvent, alors, par suffocation accidentelle, ou par asphyxie lorsque les fonctions du poumon étaient déjà antérieurement compromises, par une pneumonie par exemple, ou bien encore lorsque son jeu normal était restreint par des adhérences pleurales. Et cependant, si l'on considère l'épileptique pendant la première période du paroxysme, nul danger ne paraîtra plus pressant que celui d'asphyxie. Selon l'expression de Radcliffe, le malade est asphyxiant comme s'il était « étranglé par le nœud coulant d'un exécuteur invisible. »

Mollière pense que le spasme de la glotte amène souvent la mort par asphyxie, ce qui ne parait point être l'exacte vérité si l'on tient compte du fait suivant qui a la valeur d'une véritable expérience. Bucknill et Tuke essayèrent à l'asile de Devon le remède de Marshall Hall contre l'épilepsie, à savoir la trachéotomie. Ils pratiquèrent cette opération sur une jeune femme robuste et sujette à de violentes attaques d'épilepsie, puis placèrent une canule d'argent.

Cette femme mourut quelques mois après d'asphyxie pendant une crise, la canule étant toujours en place. « Elle fut suffoquée par un spasme des pectoraux et du diaphragme quoique l'ouverture de la trachée dans les poumons fût absolument libre. »

Si l'on met à part l'état de mal, où l'épileptique meurt à la fois d'asphyxie, de troubles circulatoires, d'épuisement du système nerveux, etc., nous ne connaissons point d'observation d'épileptique ayant succombé à la seule asphyxie s'il n'y a point eu suffocation accidentelle ou si son système respiratoire n'était lésé antérieurement.

En revanche, les cas de suffocation accidentelle sont assez nombreux. Il existe une tendance fréquente, chez les épileptiques, aux chutes en avant. Et ainsi, dans quelques cas, la mort survient par une asphyxie toute mécanique, lorsque l'épileptique tombe la face en avant sur l'oreiller, sur de la terre fraîchement remuée, ou tout autre corps dans lequel le visage peut s'enfoncer avec facilité. Atteints d'accès dans leur lit, les malades se retournent instinctivement sur le ventre, le paroxysme les surprend dans cette position et les cloue en quelque sorte la face contre les oreillers ou le traversin. Ils ne peuvent, par défaut d'intelligence ou de volonté, se soustraire à cette position fatale et la mort est alors produite par l'occlusion des voies respiratoires. MM. Rengade et Reynaud, alors internes à Bicêtre, ont fait paraître en 1865 un travail statistique sur les accidents produits par l'accès épileptique. Cette statistique, basée sur l'observation de 316 épileptiques entrés à Bicêtre en un laps de temps de six années, porte 4 cas de mort survenue dans les conditions que nous venons d'indiquer. Challand, dans la *Suisse romande*, rapporte également le cas d'un épileptique qui mourut étouffé pendant l'accès en tombant la face sur l'oreiller.

Lélut cite le cas d'un jeune homme de 25 à 30 ans, nommé Luguet, d'une constitution athlétique, épileptique depuis longtemps. Un jour il se prend de querelle avec quelqu'un et s'échappe : on le poursuit, on le terrasse et on lui applique un tablier sur la face. Cela provoque des accès d'épilepsie et la mort a lieu en quelques minutes « en partie par l'occlusion du larynx », dit le texte. Comme le texte nous inclinons à penser que le tablier y fut pour quelque chose.

D'autres causes peuvent intervenir encore pour abolir la fonction respiratoire. Chez un phtisique, un vaisseau s'étant ouvert pendant une crise, amena l'inondation du poumon par le sang, et la suffocation consécutive : ce fait est rapporté par Mackenzie Bacon.

Une autre cause de mort qui semble assez fréquemment signalée par les auteurs, est la pénétration des aliments dans les voies respiratoires. Féré en observa un exemple à la Salpêtrière. L'accès surprit le malade pendant son repas et détermina la suffocation par l'introduction du bol alimentaire dans les voies aériennes. L'accident peut même être plus complexe encore, les convulsions amenant la régurgitation des aliments de l'estomac dans le larynx et la suffocation consécutive (Lalor. J. *Ment. Sc.* Lond.). Enfin citons encore le cas de ce malade de Croly qui fut presque étouffé par la pénétration, pendant l'attaque, de dents artificielles dans les voies aériennes.

Les maladies du poumon, plaçant cet organe dans un état de moindre résistance, s'ajoutent naturellement à la violence du spasme pour favoriser l'asphyxie, et il apparaît d'une manière évidente que l'épileptique atteint, par exemple, de pleurésie, aura beaucoup plus de chances pour succomber, au cours de la crise, qu'un épileptique dont les organes respiratoires sont sains.

Comme nous le verrons plus tard, l'asphyxie joue peut-être le principal rôle dans la mort par état de mal, et elle est fort probablement aidée par les adhérences pleurales qu'on trouve fréquemment à l'autopsie. Dans un cas que nous rapporterons plus loin, et qui donna lieu à une expertise médico-légale, M. le professeur Lacassagne attribua la mort à une brusque asphyxie survenue au cours du paroxysme épileptique, et cette asphyxie fut favorisée, ajoute le savant professeur, par une congestion pulmonaire intense dont ce sujet avait dû, les jours précédents, ressentir les atteintes. Parmi les observations que M. le Dr Carriera mises à notre disposition avec autant de courtoisie que de bienveillance, nous relevons également quelques cas de mort survenue en des circonstances analogues :

I. — Per... Marie, 41 ans, épileptique. Entrée à l'Antiquaille en mai 1878, elle prend des accès d'épilepsie franche. En 1886 on note qu'elle souffre d'une forte bronchite, elle a des hémoptysies assez fréquentes ; l'état général s'affaiblit. Une crise survient sur ces entrefaites, et la malade meurt dans l'asphyxie.

II. — Lab... Céline, 40 ans, lingère, admise en janvier 1880 pour crises d'épilepsie. Le 3 mars 1890, à 4 heures du matin, ses voisines l'entendent pousser des gémissements auxquels elles ne prennent pas garde. A 6 heures, la sœur de service, voulant la réveiller, s'aperçoit qu'elle est morte. Elle paraît avoir succombé à une crise : le pouce est serré à l'intérieur de la main.

A l'autopsie on découvre que le poumon droit, dans ses deux lobes inférieurs, est atteint de pneumonie au stade d'hépatisation rouge.

Le spasme épileptique peut-il être assez violent pour déterminer par lui-même, et sans autre cause adjuvante l'asphyxie mortelle ? La question est difficile à résoudre, d'autant que les cas de mort dans un accès épileptique sont très rares, ainsi que nous l'avons indiqué plus haut et comme tous les auteurs en conviennent. M. Pierret, l'éminent professeur de clinique des maladies mentales, croit, dit-il, que théoriquement la chose est possible, mais il ne l'a jamais observée. Sans doute, en face d'une opinion si réservée de la part d'un savant d'une aussi grande expérience, il serait peut-être téméraire d'affirmer ce fait, et cependant, on peut être fort tenté de le faire en relisant deux observations que nous a fournies le Dr Carrier.

Il s'agit de deux épileptiques, âgés, l'un de 21 ans, et l'autre de 19 ans, qui moururent subitement dans une crise, sans que l'asphyxie eût été aidée ou provoquée par quelque complication.

L'autopsie fut pratiquée dans chacun de ces cas et ne

révéla rien autre chose qu'un état asphyxique des poumons, état qui, selon toute vraisemblance, avait déterminé la mort.

Ces faits semblent probants ; nous laissons à d'autres, plus savants, le soin de conclure, empêché que nous sommes par la défiance naturelle où nous place notre presque complète ignorance des causes, dès que nous abordons quelque problème touchant les phénomènes de la vie.

Enfin, si la mort survient le plus souvent par quelque trouble grave dans le fonctionnement des appareils circulatoire et respiratoire, il semble aussi que, même lorsqu'ils conservent leur intégrité, l'issue fatale peut être amenée seulement par une sorte d'épuisement du système nerveux.

On a signalé la mort par épuisement après un accès de manie épileptique. Ce genre de terminaison est rare, car, malgré sa violence, la manie épileptique est de courte durée, et Browne rapporte qu'il n'en a vu que deux cas où l'épuisement détermina la mort. Ce sont plus spécialement les épileptiques âgés ou affaiblis, qui meurent après les attaques par une sorte de perte soudaine du dynamisme nerveux.

Cette variété semble se rencontrer souvent aussi chez les épileptiques dont l'attaque est comme « intérieure » et se manifeste par des vertiges. Morlot, dans sa thèse, signale ce qu'il nomme « l'épilepsie vertigineuse grave », caractérisée par une série de vertiges ; à marche suraiguë, amenant la mort par un affaiblissement progressif et fatal. C'est, en somme, une variété particulière d'état de mal et dont la description semble devoir être annexée plutôt à celle de l'état de mal ordinaire, qui fait le sujet du chapitre suivant.

CHAPITRE IV

De la mort en état de mal

Dans quelques cas, le malade n'est pas encore sorti d'un des accès qu'un autre recommence, et les convulsions se suivent si rapidement, qu'il ne recouvre pas ses sens entre les attaques. Cette succession de crises imbriquées, subintrantes, constitue l'état de mal épileptique qui est d'une gravité extrême. C'est une grosse question toute pleine de difficultés, que celle de l'état de mal. Pourquoi certains épileptiques n'ont-ils que deux ou trois crises par mois, tandis que d'autres en présentent un nombre beaucoup plus grand. Legrand du Saulle signale le cas d'une femme épileptique qui eut 1.530 crises en un an, d'une autre qui en eut 1.750 en quelques semaines, d'un jeune homme qui en présenta 2.000 en six mois. Enfin, il cite l'observation d'une jeune fille qui en eut 8.000 dans l'espace de vingt jours et cela sans entrer en état de mal. Et pourquoi encore certains malades peuvent-ils arriver au *status epilepticus* en fort peu de temps et mourir au bout de quinze ou vingt crises, alors que d'autres peuvent en supporter une plus grande quantité sans être en état de mal ?

Quoi qu'il en soit de ses causes, l'état de mal épileptique fournit certainement, et de beaucoup, le plus fort contingent des cas de mort observés pendant les crises. Et comme nous n'en voulons étudier que les effets, nous nous bornerons à donner ici quelques indications sommaires sur cet état de mal dont l'étude est dûe presque entièrement à M. Bourneville.

D'après Bourneville l'état de mal est constitué :

1° Par la répétition des accès qui deviennent subintrants ;

2° Par un collapsus allant parfois jusqu'au coma, sans retour à la lucidité :

3° Par une hémiplégie plus ou moins complète et passagère ;

4° Par la fréquence du pouls et de la respiration ;

5° Par l'élévation considérable de la température.

Bourneville y distingue deux périodes : une période convulsive et une période méningitique. Les prodromes ne diffèrent pas sensiblement de ceux qui sont habituellement ressentis par le malade avant ses attaques, mais les crises se succèdent rapidement, puis les intervalles deviennent de plus en plus courts jusqu'à ce qu'elles soient subintrantes, et finalement le malade entre dans un état convulsif prolongé. La peau est chaude et brûlante, la face couverte de sueur, puis, au bout de quelque temps l'hémiplégie survient avec les caractères d'une hémiplégie cérébrale ordinaire.

Les fonctions intellectuelles et sensorielles sont abolies et le malade est dans une profonde stupeur qui se transforme bientôt en coma. Des contractures peuvent survenir dans les muscles masticateurs ou dans ceux du cou et des membres. C'est là le stade premier ou convulsif. Le nombre des attaques varie : dans un cas cité par Bourneville, le malade eut 20 attaques le premier jour, 45 le deuxième, 22 le troisième, 27 le quatrième et 12 le cinquième. Le malade peut recouvrer ses sens dans cette période convulsive et dans quelques cas la seconde période manque.

Dans le stade secondaire ou méningitique, les convulsions deviennent plus rares et cessent, mais d'autres symptômes surviennent. Le malade est dans l'hébétude ou dans le coma et, par intervalles, cet état peut être remplacé par un délire maniaque souvent très violent. La nutrition est profondément troublée ; la langue est sèche, sale, le corps s'émacie ; à cette période, des lésions de décubitus apparaissent, qui peuvent varier depuis le simple érythème jusqu'à la mortification plus ou moins étendue de la peau.

On les voit à la région sacrée, aux fesses, au pli interfessier, à la peau recouvrant les grands trochanters.

Dans quelques cas le collapsus diminue, les fonctions vitales redeviennent normales, la température tombe, et en quelques jours le malade revient à ses conditions ordinaires de santé. Le plus souvent, les symptômes s'accusent davantage, les forces vitales tombent rapidement et la terminaison fatale survient.

Le tracé thermométrique présente deux ascensions correspondant aux deux périodes. La température qui s'était élevée avec la période convulsive, redescend, puis remonte plus haut encore avec la période méningitique. L'élévation de température dûe à l'état de mal peut être considérable. Au premier stade, elle atteint 40°, au second stade elle dépasse ce chiffre et atteint 41° et même 42°. Cette haute température peut même se maintenir un certain temps après que la mort est survenue. Dans un cas cité par Bourneville, elle s'éleva jusqu'à 42°4, une demi-heure avant la mort, et deux heures après, elle était encore de 40°2. Dans une autre observation, elle atteignit 41°4, au moment de la mort, et une heure après le thermomètre marquait encore 41°2. Bourneville cite également un autre fait où la température était de 39°8 après la mort. Et non seulement la température s'abaisse lentement, mais, comme dans quelques affections convulsives, elle peut même s'élever dans les premiers instants qui suivent la mort et Ch. Féré dit qu'elle peut monter jusqu'à 44°.

Cet état de mal n'est, au total, qu'un coma et une asphyxie prolongés, entrecoupés de spasmes convulsifs, et c'est la terminaison d'un nombre considérable d'épileptiques. Les accès sont plus ou moins fréquents : parfois ils se répètent plus de cent fois dans les 24 heures, et alors le pronostic est généralement fatal. Quelquefois la mort arrive au milieu des convulsions, la période d'épuisement manque, et on ne peut pas assigner de règle fixe ni même un nombre approximatif de paroxysmes suffisant pour entrainer la terminaison fatale. Parfois le malade succombe à la suite d'une trentaine d'accès, en une heure ou deux, ou même à la seconde reprise de la convulsion (Bouchet et Casauvieilh), d'autres fois il ne succombe qu'après un long collapsus qui a été précédé de plusieurs centaines d'attaques. Comme on le voit, si l'évolution de l'état de mal dure en moyenne trois jours, elle peut d'autre part entrainer la terminaison fatale en quelques heures ou au contraire en huit ou neuf jours.

Et de même qu'il y a des crises épileptiques qui, au lieu de se manifester par des convulsions, se traduisent par un vertige, une syncope, et peuvent tuer au même titre que le spasme ordinaire; de même, comme nous l'avons dit plus haut, il existe une épilepsie vertigineuse grave (thèse de Morlot), répondant à l'état de mal qu'on observe communément, et qui peut amener la mort.

Quelle est la cause déterminante de la mort dans le *status epilepticus*, si l'on fait abstraction, naturellement, des accidents qui peuvent survenir là comme dans l'accès simple ?

Se basant sur ce que, à l'autopsie, il n'est pas possible de différencier ceux qui sont morts de suffocation accidentelle et ceux qui sont morts dans l'état de mal, Crichton Browne prétend que la mort est entraînée par l'asphyxie.

D'autres, au contraire, professent qu'il faut incriminer surtout le coma et l'épuisement nerveux où se trouve le malade.

Il paraît vraisemblable que, dans l'état de mal, les diverses causes que nous avons énumérées dans les chapitres précédents, et qui peuvent amener la mort dans l'accès simple, combinent là leurs effets, et que, si l'un des symptômes prédomine et semble jouer le principal rôle, il ne faut point refuser d'attribuer quelque part aux autres influences. La littérature médicale renferme de nombreuses observations de mort par ce mécanisme, nous en avons recueilli un bon nombre d'exemples : il serait fastidieux de les rapporter tous, car beaucoup de faits présentent entre eux de grandes ressemblances et répondent au type général que nous avons tenté de retracer au début de ce chapitre. William Leszynski, médecin de l'asile d'aliénés de New-York, que nous avons déjà eu l'occasion de citer, rapporte une vingtaine de cas de mort en état de mal ; beaucoup d'autres faits de ce genre ont été signalés de tous côtés, et nous en avons nous-même réuni plusieurs dans les observations de M. le Dr Carrier.

Nous nous bornerons donc à reproduire les observations qui s'écartent du type ordinaire, ou peuvent contribuer à montrer les différents modes de mort. Nous avons vu que, le plus souvent, et à la suite d'un nombre variable d'attaques, le malade tombe dans le coma, bientôt suivi de mort. Dans certains cas le coma semble se dissiper, et tout fait prévoir une guérison prochaine, lorsque brusquement, le malade meurt épuisé.

OBSERVATION V (Leszynski)

Minnie C..., allemande, 20 ans, admise en 1872. Le 20 mars 1881 elle prend treize violentes attaques dans la nuit. Le 21 les attaques continuent et le coma survient, le 22 la malade sort du coma. Le 23 on note que la température et la respiration sont normales : le pouls est à 100, une notable amélioration s'est produite et la malade est revenue à son état habituel. Le 24 elle meurt subitement à trois heures du matin.

OBSERVATION XIV (Leszynski)

Kate B..., 22 ans, épileptique depuis dix ans, admise en avril 1881.

Les 5 et 6 avril elle entre en état de mal, puis les phénomènes convulsifs s'apaisent, elle paraît reprendre ses forces. Le 7 avril, alors qu'elle paraissait guérie, elle meurt subitement.

Dans un autre cas enfin, il s'agit d'une jeune fille de 16 ans, épileptique depuis neuf ans, admise en avril 1878. Le 10 novembre 1883 elle est en état de mal. Le 15 novembre on note qu'elle est sortie du coma et qu'elle reprend peu à peu ses forces, lorsque le 20 novembre elle meurt brusquement.

Les vingt observations rapportées par Leszynski sont également instructives sous le rapport de la durée de l'état de mal. Dans un cas la mort est survenue au bout de 30 minutes et dans un autre au bout de 9 jours et 7 heures seulement.

Dans le fait rapporté à l'observation XII la mort arriva au bout de 76 heures et à la suite de 688 accès.

Le coma n'est pas toujours fatal. Le Dr Ch. Pilgrin conte l'histoire d'un homme de 21 ans qui, à la suite d'état de mal, et à deux reprises successives, resta dans le coma pendant trois jours, et cependant, revint à la vie. Obersteiner cite aussi le cas d'une jeune fille qui, malgré neuf jours de mal épileptique, obtint la guérison.

Nous avons signalé plus haut l'existence de cette épilepsie vertigineuse grave qui peut amener la mort. En voici un cas :

OBSERVATION (inédite, due à M. le Dr Carrier)

Reg... Marie, 12 ans 1/2, épileptique. Entrée le 12 avril 1886 à l'Antiquaille. Père alcoolique. Mère bien portante.

L'enfant s'est toujours bien portée, n'a pas eu de convulsions. Elle a eu la rougeole et la variole. La première crise survint brusquement à table, sans prodromes, pendant un repas. Mais le plus souvent la malade éprouve des vertiges et des impulsions consécutives. Elle veut s'en aller, s'échapper, et cela sans qu'elle s'en rende compte elle-même.

11 septembre 1886. — Pendant une crise la malade tombe et se fait une luxation sous-coracoïdienne de l'épaule, avec fracture de la clavicule, à gauche.

23 avril 1888. — Les crises sont rares mais les vertiges sont très fréquents : la malade en prend de 100 à 130 par jour.

28 mai 1890. — Les vertiges se multiplient et mettent la malade dans un véritable état de mal.

12 février 1891. — Depuis le 10 février les vertiges sont devenus de plus en plus fréquents, ils sont aujourd'hui subintrants et la malade meurt dans un état de mal vertigineux.

Autopsie. — L'épaisseur des os du crâne n'est pas exagérée, ils portent à leur partie antérieure des ecchymoses assez étendues. Dure-mère un peu épaissie, opaque. Pie-mère congestionnée. Piqueté hémorrhagique à la coupe des hémisphères. Ni œdèmes, ni hémorrhagies ventriculaires. Rien sur les coupes de Pitres.

Enfin nous avons eu l'occasion de pratiquer nous-même sous la direction de MM. les médecins-majors Bruant et Boisson, l'autopsie d'un jeune soldat mort en état de mal.

OBSERVATION (inédite, due à M. le médecin-major Bruant)

Perr... Auguste, jeune soldat, incorporé le 16 novembre 1894, au 98° régiment d'infanterie. Le 7 décembre il se présente à la visite au fort de la Duchère, disant avoir eu la veille, au café, une crise légère. On le place le jour même en observation à l'infirmerie régimentaire du fort Saint-Irénée. Vers 3 heures de l'après-midi, apparition d'une crise légère. A 9 heures 1/2, du soir, apparition de nouvelles crises qui se succèdent rapidement, deviennent subintrantes et le malade meurt vers minuit dans le collapsus.

Autopsie. — Pâleur de toute la peau. Larynx normal Symphyse pleuroviscérale bilatérale complète. Poumons turgides, congestionnés, espaces interlobaires soudés par des adhérences molles, le tissu crépite et surnage. Pas de tubercules ni traces d'hémorrhagie ; poids des deux poumons : 1 kil. 330 gr.

Pas d'altérations du péricarde, il renferme environ une cuillerée de liquide citrin. Valvules et orifices du cœur sains ; les oreillettes renferment un sang noirâtre et fluide, les ventricules sont vides ; pas de caillots. Péritoine sain. Estomac volumineux dilaté par des substances en voie de digestion.

Foie congestionné, pesant 1.400 grammes Reins et rate congestionnés. Congestion des méninges et du cerveau : à la coupe, les deux hémisphères présentent un piqueté hémorrhagique.

Les conclusions de l'observation montrent que cette mort en état de mal a été singulièrement facilitée par la symphyse pleurale que présentait le malade, et qui, diminuant beaucoup l'activité physiologique du poumon, a contribué sans doute pour une grosse part à l'asphyxie.

Enfin on connaît également que l'état de réplétion de l'estomac, en refoulant le diaphragme, a aussi quelque importance dans la pathogénie des morts rapides (thèse de Legros) et de la mort par asphyxie en particulier.

Nous avons cité le fait dans tous ses détails, autant pour l'intérêt qu'il présente que pour indiquer quelles sont les lésions trouvées d'ordinaire à l'autopsie d'un sujet mort en état de mal. Car, si l'on excepte les lésions cérébrales qui peuvent souvent être regardées comme les causes de l'état convulsif, tubercules, cicatrices, sclérose de la corne d'Ammon, etc., les faits d'autopsie ne varient guère. On trouve une congestion générale de tous les viscères. Cette congestion parait tenir, non seulement aux troubles circulatoires provoqués par les convulsions et la gêne de la respiration, mais encore à la paralysie vaso-motrice qui suit l'épuisement nerveux : tantôt le cœur est dilaté et rempli de sang, tantôt contracté et vide. Les os du crâne sont gorgés de sang, et on trouve souvent des ecchymoses très étendues au-dessus et au-dessous de l'aponévrose épicrânienne. Les sinus et les veines de l'encéphale sont pleins d'un sang noir ; les méninges sont injectées. Dans deux cas consignés dans la thèse de Bowel et fournis par Bourneville, on a noté une injection considérable de la pie-mère et des ecchymoses de cette même membrane. Les méninges sont souvent un peu adhérentes aux circonvolutions cérébrales. La substance même du cerveau est injectée : on voit souvent un état piqueté de la substance blanche, quelquefois avec de petites hémorrhagies punctiformes. La substance grise du cerveau présente une coloration d'un rose hortensia. Une observation de mort en état de mal, recueillie à

Bicêtre, dans le service de Delasiauve (*Revue médicale française et étrangère*, 1846), note déjà cette particularité. « L'aspect général de la substance grise présente cette transformation indiquée par M. Parchappe sous le nom d'hyperhémie. Cette hyperhémie déjà ancienne résulte de la combinaison du sang qui aborde au cerveau, dans les accès, avec la substance cérébrale. »

A l'autopsie d'un enfant de 11 ans, mort en état de mal dans le service du Dr Falret, à Bicêtre, on trouve les poumons très congestionnés avec de petits noyaux d'hémorrhagie pulmonaire, et même, çà et là, de véritables hémorrhagies sous-pleurales. Le foie était également très congestionné et présentait des taches ecchymotiques sous la capsule de Glisson. Bourneville signale aussi dans un cas un léger pointillé ecchymotique de la muqueuse de l'estomac.

En résumé, congestion pouvant aller jusqu'à l'hémorrhagie, tel est le bilan de presque toutes les autopsies de sujets morts en état de mal : sauf quelques points de détail les lésions sont partout semblables, ce qui fait dire à Bourneville, après une nécropsie de ce genre et par manière de conclusion :

« Nous devons dire que, dans toutes les autopsies que nous avons pratiquées, nous n'avons pas rencontré de lésions autres que celles qui viennent d'être mentionnées. »

CHAPITRE V

Mort accidentelle à la suite de l'ictus épileptique

On connait la soudaineté qui caractérise le début de l'attaque épileptique dans la plupart des cas. Rarement des prodromes avertissent le malade du retour prochain de la crise, et l'aura manque chez le plus grand nombre d'entre eux. Il est ainsi facile de prévoir que, dans certaines conditions, cette chute brusque ne laissera pas de présenter quelque danger pour le malade, surtout si elle s'effectue, par exemple, auprès du feu, d'un fossé plein d'eau, etc., d'autant que l'insensibilité qui accompagne la crise ne permet au sujet aucun mouvement pour assurer sa sauvegarde.

C'est pourquoi Zacchias, au point de vue du pronostic, établit une grande différence entre ceux qui sentent venir l'accès *(præsentientes paroxysmum)*, et ceux qui ne le sentent pas. Il nous dépeint d'ailleurs fort exactement tous les périls qui menacent le malheureux que l'attaque surprend brusquement.

... cum paroxysmum non presentitur unde aliquando se precipitant, aut cadunt in ignem aut in terram, et caput aliasque partes pessime percutiunt.

Nous avons déjà mentionné les recherches statistiques de MM. Rengade et Reynaud sur les accidents produits par l'accès épileptique. Et il résulte de leurs tableaux que deux malades sur trois environ sont exposés aux divers accidents occasionnés par les accès ; et d'autre part qu'il n'en est que quatre sur cent chez lesquels ces accidents soient sans importance.

Les contusions, ecchymoses et plaies sont pour ainsi dire la règle, elles sont surtout plus graves et plus nombreuses à la tête, à cause de la tendance invincible qu'ont la plupart des épileptiques à tomber en avant et toujours de la même façon. Ces lésions peuvent même être fort graves dans les cas où elles sont souvent répétées sur le même point, à cause de la dénudation continuelle et des contusions directes auxquelles les surfaces osseuses sont alors exposées. Les ecchymoses sont quelquefois très étendues, et, le sang ne se résorbant pas toujours, il en résulte chez quelques malades des décollements considérables de la peau et des suppurations opiniâtres. Nous nous occuperons plus loin des morsures de la langue et des lèvres, qui peuvent aller jusqu'à la section complète de ces organes. Comme on peut le penser, les fractures et les luxations sont fréquentes et ces dernières se reproduisent même avec une grande facilité. Rengade et Reynaud font mention d'un malade qui eut l'épaule luxée à quatre reprises différentes; chez un autre, la même luxation se reproduisit six fois, et plus souvent encore chez un troisième.

Nous avons déjà signalé les hémorrhagies spontanées ou traumatiques qui peuvent se produire. Enfin nous avons exposé de quelle façon la mort pouvait survenir par asphyxie accidentelle lorsque le malade tombe, la face en avant, sur les oreillers : lorsque, l'accès le surprenant pendant son repas, les aliments pénètrent dans les voies aériennes, ou enfin lorsque les matières alimentaires refluent de l'estomac dans la trachée.

Les faits peuvent d'ailleurs présenter parfois une complexité singulière : témoin ce cas cité dans le mémoire de Rengade et Reynaud et concernant un malade qui fut surpris par un accès d'épilepsie, alors qu'il avait une chique dans la bouche. Elle fut avalée pendant les convulsions, et quelques heures après apparurent des symptômes inquiétants d'empoisonnement : le malade se rétablit d'ailleurs grâce à l'administration d'un émétocathartique.

La submersion est un genre de mort assez commun dans l'épilepsie, car l'accès, non seulement occasionne la chute dans l'eau, mais encore empêche tout effort pour y échapper, ainsi que nous l'avons fait observer. Aussi les épileptiques se noient-ils dans les masses d'eau les moins profondes, dans un fossé par exemple. Challand (*Suisse romande*, 1883) conte l'histoire d'un épileptique qui fut saisi par l'accès dans un bain et s'y noya.

Il arrive assez fréquemment aussi, surtout dans la vie privée, que l'attaque provoque la chute du malade dans le feu, entrainant ainsi une mort rapide ou tout au moins des brûlures graves lorsqu'un secours se fait attendre. Pendant un accès, un épileptique tomba sur une grille à charbon et se fit une brûlure de toute la région temporale et d'une grande partie du cuir chevelu (Thèse de Hublé, Paris). Ces brûlures peuvent même avoir l'effet le plus inattendu si l'on en juge par l'observation que rapporte Pearson (*Méd. and surg. Reporter*) et dont voici le résumé :

Un homme d'une quarantaine d'années, épileptique depuis l'enfance, tombe, au moment d'une crise, dans un feu ouvert et se fait de larges brûlures aux mains, aux bras, à la poitrine et au cou : la cicatrisation fut très lente. Depuis cet accident, c'est-à-dire depuis quatre ans, le patient n'a pas eu une seule attaque.

Cependant il est à croire que peu d'épileptiques peuvent espérer un tel bénéfice d'aussi graves accidents. Le Dr Kills a publié l'observation d'une épileptique qui prit une crise en entrant dans un bain dont la température était trop élevée. Elle ne put naturellement le faire savoir, et en fut retirée avec une brûlure au 4e degré, occupant sutout les hanches, les cuisses et les pieds. Le lendemain elle fut prise de vomissements et mourut le quatrième jour dans le collapsus.

Le Dr Bruté, de Rennes, mentionne le fait analogue d'une femme à laquelle on appliqua maladroitement pendant une crise des boules d'eau trop chaude. L'insensibilité post-épileptique ne lui permit pas de s'en plaindre, il se produisit de graves brûlures, et une mort brusque, sans doute par quelque caillot fibrineux parti d'une des veines intéressées par la brûlure et ayant cheminé de là jusqu'au cœur. Nous en avons également relevé un cas.

OBSERVATION (inédite, due à M. le Dr Carrier)

Pel... Antoinette, 41 ans, admise à l'hôpital le 23 mars 1882. Pas d'antécédents héréditaires. En 1870, elle éprouve une forte émotion et deux jours après apparaît la première crise nerveuse. Les crises cessent pendant une période de onze ans, puis reparaissent, mais peu fréquentes, en 1881. Le 27 mars 1884, pendant une crise, son fichu de laine prend feu au poêle et elle meurt, trois heures après, de ses brûlures.

On constate que les brûlures s'étendent à presque tout le corps, elles sont surtout profondes à la face. Les yeux et les sourcils sont brûlés, dans toute la face l'épiderme est enlevé : de même aux épaules, au thorax et aux bras. Les jambes présentent à peine quelques parties de peau saine sur la face interne.

L'autopsie complète ne peut être faite, la famille ne voulant point l'autoriser.

Outre la mort par brûlures il faut envisager le cas qui se présente lorsque la chute a lieu non plus de la hauteur du sujet lui-même, mais d'un lieu élevé. Bacon cite un fait de ce genre où la mort survint à la suite d'une fracture du crâne.

Enfin il est des cas où les circonstances associées déterminent la mort d'une façon exceptionnelle.

A l'asile Nott's, un épileptique fut trouvé mort, de très bon matin, avec la tête sur le plancher et les jambes sur le lit, enroulé dans ses couvertures qui le retenaient dans cette position. Cet homme, saisi par une crise, était tombé ainsi en partie du lit, et avait expiré.

Qui voudra réunir les faits énumérés dans ce chapitre à ceux de suffocation accidentelle, placés dans un chapitre précédent à cause de la façon dont ils déterminent la mort, pourra, croyons-nous, avoir un tableau à peu près complet des faits de mort accidentelle, provoqués par l'ictus épileptique.

CHAPITRE VI

Considérations médico-légales sur la mort par l'épilepsie

Le diagnostic médico-légal de la mort par l'épilepsie est d'une telle difficulté qu'il est rare que le médecin légiste puisse le poser d'une manière ferme s'il ne possède préalablement quelques renseignements sur le sujet. C'est d'ailleurs l'opinion du professeur Brouardel qui écrit, dans son *Traité de la mort subite :*

« La question de la mort subite au cours d'une attaque d'épilepsie est fort intéressante. Quand un médecin légiste, même très expérimenté, publiera un traité de l'ouverture des corps en médecine légale, il lui sera difficile d'assigner des caractères déterminés à la mort dans une attaque d'épilepsie...

« Je ne connais pas de question plus difficile à résoudre pour le médecin légiste qui n'est pas prévenu que, chez l'individu qu'il examine, il y a des antécédents épileptiques. »

Cependant cette extrême difficulté ne doit point permettre au médecin légiste de rester inactif, sous le prétexte que, dans la majorité des cas, ses recherches resteront infructueuses. Car, même dans le cas où il se trouve dépourvu de tout renseignement, il peut quelquefois, par l'examen attentif du cadavre, acquérir une conviction suffisante, sinon pour affirmer la mort par épilepsie, au moins pour lui accorder quelque vraisemblance et probabilité. Et, en cette occurence, il sera éclairé beaucoup moins, peut-être, par l'ouverture du corps que par son aspect extérieur, car l'inspection minutieuse du sujet permet souvent de découvrir une série de petits signes qui sont la « nota » de l'épileptique et qui, se complétant l'un par l'autre, concourent par leur ensemble à une même conclusion.

On s'est beaucoup plu, dans ces derniers temps, à examiner l'état physique de l'épileptique. Lasègue a étudié, vers 1879, l'asymétrie épileptogène de la face. Féré a mené de laborieuses recherches sur les difformités que présentent les épileptiques. Cividalli et Amati, Zuccarelli ont fait connaitre au congrès international d'anthropologie criminelle tenu à Rome en 1885, les résultats d'une patiente étude sur les épileptiques du manicome de Rome.

Lasègue prétend que, dans beaucoup de cas, l'épilepsie est due à une malformation du crâne qu'il nomme asymétrie épileptogène. Elle s'accuse par une saillie d'une des moitiés du frontal, saillie qui se constate par la vue et le toucher. Cette déformation retentit sur la face, les orbites, les os malaires et la voûte palatine où l'on remarque une asymétrie. Bourneville et Sollier ont repris cette question d'épilepsie et d'asymétrie fronto-faciale : ils prenaient le moulage de la tête et faisaient des mensurations sur ce moulage. Ils ont ainsi confirmé les données de Lasègue et sur trente cas d'épilepsie idiopathique, il n'y en eut qu'un seul chez lequel ils ne notèrent point d'asymétrie véritable. Cividalli et Amati, dont les recherches ont porté sur 120 épileptiques, signalent que sur 56 d'entre eux cette asymétrie était très visible. Serait-ce là un signe pathognomonique de mal comitial ? Non, sans doute, et cette déformation ne semble pas spéciale aux épileptiques, mais bien plutôt commune à beaucoup de dégénérés.

Nous avons signalé cette difformité parce que c'est peut-être la plus frappante qu'on puisse observer, quoique, dans bien des cas aussi, elle ne s'impose point au premier coup d'œil et qu'il soit nécessaire de la rechercher avec beaucoup de soin pour la mettre en évidence. Nous n'entrerons pas dans le détail de toutes les anomalies somatiques qui ont été constatées par les savants dont nous avons parlé plus haut.

Ces anomalies sont, en effet, essentiellement variables de nombre, d'extension et d'intensité, la plupart d'entre elles sont communes à bon nombre de dégénérés ; elles exigent souvent des recherches minutieuses, quoique n'ayant que peu ou point de valeur dans le sujet qui nous occupe : toutes raisons qui contribuent à nous les faire écarter. Nous nous contenterons seulement de rappeler l'apparence robuste qui caractérise fréquemment l'épileptique.

Il est cependant un point sur lequel nous voudrions attirer l'attention, à savoir la déformation amenée par les contusions répétées des parties anguleuses et saillantes du visage, contusions consécutives à la chute du malade. Beaucoup d'épileptiques tombent toujours de la même façon. Dans la statistique de Rengade et Reynaud, il est marqué que 18 malades ont présenté cette particularité. Sur les 18 malades, 6 tombent toujours sur le côté droit, tandis que 2 seulement tombent toujours sur le côté gauche. L'épileptique tombe presque toujours en avant, rarement en arrière, ce qui explique pourquoi les arcades orbitaires, le menton, le nez, les joues sont sans cesse exposés à de multiples contusions. Nombre d'observations rapportent des faits où l'épileptique s'est brisé les dents, les mâchoires, dans sa chute.

La répétition de ces accidents peut donner lieu à des déformations dues à la fois à des cicatrices difformes des téguments et à des périostoses.

M. Méricamp a publié en 1879 une note sur une déformation acquise de l'arcade orbitaire dans l'épilepsie. Les malades tombant fréquemment sur le rebord orbitaire, les téguments portent là des cicatrices, le tissu cellulaire sous-cutané s'indure et en même temps il se forme une périostose due à de la périostite chronique.

De tout cela résulte une saillie à bords mousses qui remplace ainsi un rebord tranchant. Cette saillie ne semble se montrer que chez les enfants, ou du moins chez les individus épileptiques dès leur jeune âge, sans doute parce que c'est dans la jeunesse que le périoste a son maximum d'activité. L'auteur pose d'ailleurs très nettement les conclusions de son article en faisant prévoir quelle peut être son utilité :

« Cette déformation de l'arcade orbitaire prouve que l'individu tombe fréquemment, et comme il n'existe, chez l'homme du moins, qu'une seule affection qui entraine des chutes aussi répétées, l'épilepsie, on est amené à conclure que cet individu est épileptique et qu'il est épileptique depuis son jeune âge. En médecine légale, chez un individu trouvé mort et sur lequel on n'aura aucun renseignement, la constatation des déformations de l'arcade orbitaire, en permettant d'établir le diagnostic d'épilepsie ne sera pas absolument inutile. Nous avons eu bien souvent l'occasion de faire ainsi le diagnostic à distance dans les cours de Bicêtre et ce signe a suffi tout récemment à un de nos collègues pour diagnostiquer l'épilepsie chez un malade entré dans le service de M. Polaillon pour une brûlure. »

Sans doute cette déformation n'existe pas dans tous les cas et peut être moins accusée que ne l'indique M. Méricamp ; toujours est-il qu'elle peut avoir dans quelques cas une certaine importance et qu'il est utile de la connaitre.

Les productions cicatricielles peuvent être fort nombreuses, on pourra s'en convaincre d'après ce portrait, que nous trace Bourneville, d'un vieil épileptique de 43 ans, chez lequel les accès avaient débuté à l'âge de 3 ans :

« On trouve des cicatrices à la racine des cheveux et à la partie postérieure de l'occipital. Le front est couvert de nombreuses cicatrices. Les arcades orbitaires, effacées dans leur moitié interne, sont au contraire larges et saillantes dans leur moitié externe : à ce niveau, la peau est épaissie, couturée de cicatrices, privée d'un grand nombre de sourcils. Il y a quelques cicatrices à la partie supérieure du nez ; il en existe aussi au membre inférieur, quelques-unes à la malléole externe, et d'autres, nombreuses, au niveau des grands trochanters. »

Un signe de grande valeur est constitué par les traces de morsures, anciennes ou récentes, que présente la langue chez bon nombre d'épileptiques. Pendant la crise, les convulsions prédominent souvent dans un des côtés du corps : la bouche est tirée, soit à gauche, soit à droite, et la langue, entraînée entre les arcades dentaires, est fréquemment déchirée. Une écume sanguinolente remplit la bouche et le sang mêlé à la salive provient, le plus souvent de morsures de la langue. D'après Rengade et Reynaud, 70 individus environ sur 200 sont sujets à se mordre la langue ou les lèvres pendant les accès. Peu profondes chez quelques-uns, ces morsures furent très graves chez d'autres : un malade se coupa la lèvre inférieure, et l'amputation presque entière de l'extrémité antérieure de la langue n'est pas sans exemple. Quelques épileptiques se mordent si fréquemment la langue que celle-ci, couverte de cicatrices, est presque immobilisée dans la bouche.

Laurent (*Archives d'anthropologie criminelle*) a appelé l'attention sur les pertes de substance de la langue qu'on rencontre chez les épileptiques et sur leur importance médico-légale. Il fait remarquer que, le plus souvent, les cicatrices de morsures sont superficielles et siègent sur les bords de la langue.

Il dit même avoir porté le diagnostic d'épilepsie sur la constatation d'une perte de substance énorme intéressant toute la partie antérieure gauche de l'organe sur une épaisseur d'environ de 1 centimètre et sur une longueur de 3 centimètres. Il restait une sorte de lobule adhérent au niveau de la pointe, à droite, et séparé de la perte de substance par une échancrure profonde. La perte de substance était très profonde et allait jusqu'au frein ; la cicatrice à ce niveau était rouge et bourgeonnante.

La morsure de la langue, en se traduisant par des taches de sang sur l'oreiller, peut devenir aussi l'indice précieux d'une crise nocturne.

Trousseau a signalé dès longtemps l'importance que pouvait acquérir l'incontinence nocturne d'urine pour le diagnostic de l'épilepsie ; c'est là un signe qui peut prêter quelque aide dans les recherches médico-légales, il est noté dans une observation recueillie par M. le professeur Lacassagne et que nous reproduisons plus loin. On sait, en effet, que pendant la première période du spasme il se produit une contraction tonique des fibres des réservoirs, contraction qui peut amener la projection de leur contenu. Le même résultat peut d'ailleurs être obtenu par le mécanisme opposé, c'est-à-dire par le relâchement des sphincters à la seconde période de l'accès.

C'était là un phénomène très exactement connu des anciens qui reconnaissaient à la maladie une gravité plus ou moins grande selon qu'il y avait issue d'urine, de sperme ou de matières fécales : ... *urinæ, fæcum, ac spermatis involontarius exitus ; graviorem tandem morbum ostendit exitus spermatis quam fæcum, graviorem item exitus fæcum quam urinæ.*

C'est l'émission d'urine qui est le plus fréquemment observée, et qui, souillant les vêtements, peut faire songer à une crise épileptique.

Un autre caractère objectif qui peut parfois mettre en éveil la sagacité du médecin légiste est la position du pouce convulsé à l'intérieur de la main. Cette position du pouce pendant la crise n'est pas rare, elle a été fidèlement reproduite chez le jeune malade que nous présente Raphaël dans une de ses peintures. Elle est citée dans l'observation que nous a fournie M. le professeur Lacassagne : il existe même au laboratoire de médecine légale de la Faculté de Lyon un moulage reproduisant cette situation particulière du pouce. Ce moulage fut pris sur la main d'un épileptique dont la mort avait donné lieu à une enquête médico-légale.

Nous avons déjà parlé plus haut de ces pétéchies que l'on a comparées à des piqûres de puces et qui s'observent après une crise intense, sur le cou et la partie supérieure du thorax. Browne dit les avoir rencontrées fréquemment et prétend qu'elles manquent rarement après le *status epilepticus* ; c'est une donnée qui peut être parfois très utile et M. le professeur Gilles de la Tourette nous écrit : « Une demoiselle de 45 ans m'a consulté cette année pour ces suffusions hémorrhagiques du cou ; j'ai pu, à l'aide de celles-ci, remonter à la cause. Elle était sujette à des crises nocturnes d'épilepsie, symptomatique d'une tumeur cérébrale qui a évolué depuis et donne lieu aujourd'hui à de la névrite optique, etc... »

Le pointillé des conjonctives s'observe également.

Le Dr John Crussmann cite deux observations de malades épileptiques chez lesquels les crises étaient suivies de fines taches ecchymotiques qui ne disparaissaient qu'au bout de quelques jours.

Parrot en rapporte également deux exemples intéressants :

I. — Femme âgée de 20 ans, épileptique. Après les crises, apparaissent de nombreuses taches à la face et au cou. La paupière de chaque côté et même la conjonctive palpébrale sont le siège de taches semblables. Au bout de quelques jours la peau est revenue à son état normal.

II. — Homme de 22 ans, épileptique. Après la crise, les paupières, les inférieures surtout, sont couvertes de petites taches ecchymotiques. Les taches commencent à pâlir le jour même et au bout de trois jours il n'en reste plus trace.

Enfin, le même auteur cite le cas d'un malade chez lequel, à la suite de trois attaques d'épilepsie « le sang s'échappait de la peau du front et formait comme une couronne autour de la racine des cheveux. Dans le pli des paupières inférieures il en coulait une quantité assez considérable pour qu'on en pût recueillir plusieurs gouttes (Emilie Bowel, Thèse de Paris, 1877). L'écume sanguinolente de la bouche pourra inspirer aussi quelques doutes au médecin légiste. Nous avons vu également que la haute température provoquée par l'état convulsif peut se maintenir pendant quelque temps puisque dans un cas elle était de 41°2 une heure après la mort. C'est une donnée que, d'ailleurs, le médecin légiste peut rarement utiliser.

Mais il en est une qui pourra lui être parfois d'une grande utilité, nous voulons parler de la présence d'ecchymoses à la face, de plaies récentes qui ne sont guère attribuables qu'à une chute et qui peuvent s'accompagner d'ecchymoses à la partie antérieure des os du crâne.

Ce sont là à peu près les seuls signes qui pourront aider le médecin légiste dans ses investigations, car, ainsi que nous l'avons vu, l'autopsie complète ne révèle guère qu'une congestion générale de tous les viscères, congestion qui n'a rien de caractéristique. Le plus souvent l'enquête médico-légale n'aboutit qu'à émettre l'hypothèse d'une épilepsie possible, ou qu'à confirmer le diagnostic de mort par épilepsie lorsque les antécédents morbides du sujet sont connus.

D'ailleurs, les faits de mort par épilepsie ayant donné lieu à une enquête médico-légale sont rares, rarissimes même.

M. le professeur Lacassagne a pu nous communiquer seulement deux observations de ce genre, dont une seule ayant une grande netteté, et le professeur Brouardel n'en connait que deux cas qu'il cite dans son *Traité de la mort subite*.

Nous rapporterons ces diverses observations, les faits eux-mêmes parlant plus éloquemment que toutes les déductions que l'on en peut tirer.

OBSERVATION I (due à M. le professeur Lacassagne)

20 décembre 1894. — Autopsie de Carr..., trouvé mort ce matin au pied de l'escalier, rue Sébastien Gryphe.

Corps complètement habillé, pas de désordre apparent à sa surface. Autour du cou un foulard dénoué, il a un paletot recouvert d'un peu de boue et de poussière, un gilet, un pantalon maintenu par une ceinture et qui présente à la partie antérieure de nombreuses taches de boue et une déchirure au genou gauche. Poids 65 kilogs. Taille 1m67. Rigidité très forte. Perte d'urine qui a taché les vêtements.

A la partie antérieure de la face, menton et lèvres, on trouve du sang. Sur le côté gauche, à 15 millim. de la ligne médiane, se trouve une excoriation noirâtre ayant 21 millim. de diamètre, et à 2 millim. de celle-ci est une autre petite excoriation linéaire, crustacée, parcheminée. A 15 millim. de la glabelle, à gauche, sur le nez, se trouve une excoriation de 10 millim. de long sur 9 millim. de large.

Paupières closes, pupilles larges, dilatées, un peu plus à gauche qu'à droite. Il sort du sang de la bouche. Excoriation de la lèvre gauche de 1 centimètre environ. La langue est un peu serrée entre les arcades dentaires. Sur le cou et les oreilles on trouve un peu de piqueté scarlatin. En avant sur la poitrine est une plaque de diachylon de 20 centimètres carrés environ. Excoriation au poignet et à la face dorsale de la main gauche. Pouce en opposition à la face antérieure de l'index ; à la main droite le pouce est situé au-dessous de l'index.

Poumons volumineux. Sang très fluide. Adhérences nombreuses et très solides à la partie supérieure gauche.

Au cœur, taches de Tardieu à la partie externe du ventricule droit. Sur la coronaire postérieure se trouvent aussi des taches de Tardieu. On retire du sang liquide, fluide, des cavités cardiaques, pas de caillots. Ventricule gauche, sang plus noir. Estomac volumineux contient quelques aliments.

Trachée contenant du sang mousseux. Poumons de densité augmentée, congestion brunâtre très marquée, œdème carminé. Tissu pulmonaire très friable, ne présente pas d'infarctus. Foie gros. La vessie contient un peu d'urine.

Les causes de la mort étant suffisamment connues, et le corps devant être rendu à la famille, la boîte crânienne n'est pas ouverte.

Conclusions. — Le nommé Carr..., à la suite d'une attaque d'épilepsie manifeste, s'est fait plusieurs blessures sans gravité à la face et au poignet gauche.

Cet homme avait dû les jours précédents ressentir les atteintes d'une congestion pulmonaire, et dans ces conditions, la crise a déterminé une brusque asphyxie.

OBSERVATION II (due à M. le professeur Lacassagne).

21 juin 1890. — Enquête médico-légale sur la mort subite du nommé Bret. ., Jules, 52 ans, chauffeur, trouvé moribond à côté de son lit.

Les cheveux sont remplis de poussière. La paupière supérieure droite est un peu rosée, mais sans ecchymose. Les yeux sont intacts, les pupilles égales. Il y a sur la joue droite un grand nombre d'écorchures récentes, superficielles, d'un centimètre de long environ. Sur un os malaire et le nez, écorchures datant de quelques jours. Le bord interne de la lèvre inférieure présente une morsure. Les mains, les membres inférieurs et particulièrement la partie antérieure des cuisses sont noirs et couverts de boue. Pas de traces de violences.

Conclusions. — Le nommé Bret... a succombé à une mort rapide dont il est impossible, sans faire l'autopsie, de dire exactement les causes. Cependant, l'absence de toute trace de violences élimine l'idée de crime. A cause des écorchures de la face, on peut supposer que cet homme était épileptique. L'enquête devrait être dirigée dans ce sens.

OBSERVATION III (Brouardel. — La Mort et la Mort subite).

Un homme de 33 ans, un commerçant dont les affaires commençaient à prospérer, accompagne à la gare sa femme qui partait en voyage. En quittant la gare, il rencontre une jeune fille, l'aborde et la ramène chez lui. Après avoir accompli un certain nombre d'actes que vous devinez, cette jeune fille va aux water-closets ; elle ne revient pas. Le commerçant s'inquiète, se lève, frappe à la porte, et, de guerre lasse, va chercher le concierge qui enfonce la porte. La jeune fille était morte dans les water-closets, et, comme elle était montée sur le siège, en tombant elle s'était fait diverses blessures, elle avait, entre autres, une plaie au cuir chevelu. Le commissaire de police intervint, l'autopsie fut ordonnée. Cette jeune fille avait un chancre induré, une blennorrhagie et du pus dans la vessie. Elle présentait en outre un piqueté des conjonctives, des épaules, de la spume bronchique, une morsure de la langue. Je conclus que cette jeune femme *pouvait* avoir succombé dans une attaque d'épilepsie. Le commissaire de police apprit de son côté qu'elle était sujette à des crises de haut mal. Le malheureux commerçant a eu la syphilis et la blennorrhagie ; le scandale décida sa femme à demander le divorce, il dut lui rendre sa fortune ; privé de ses capitaux, il ne put faire honneur à ses affaires, il fit faillite, et on m'a dit qu'il se brûla la cervelle quelques années plus tard.

Autopsie. — Marie B..., 17 ans.

La face et les épaules sont tachetées par un petit pointillé hémorrhagique, la conjonctive de l'œil droit présente une petite ecchymose, sous-conjonctivale. Sur la face, on trouve, à 2 cm. en dehors et au-dessus du sourcil gauche, une plaque parcheminée qui mesure 1 cm. sur 2. Dans le tissu cellulaire qui double cette plaque, il n'y a pas d'épanchement sanguin. A la partie médiane du front, près de la racine des cheveux, il existe une ecchymose ayant 2 cm. 1/2 de diamètre dans tous les sens. A la racine du nez, autre plaque parcheminée. Sur le bras droit, au niveau du bord externe du biceps, on trouve deux ecchymoses jaunâtres de 2 cm. environ de diamètre. Ces ecchymoses sont déjà anciennes et ont dû précéder la mort de trois ou quatre jours.

Sur la face antérieure de la jambe droite, deux ecchymoses assez larges paraissent plus récentes. Elles siègent en avant du tibia, vers le tiers inférieur. Sur la jambe gauche, à peu près au même niveau, il existe deux ecchymoses un peu plus petites.

Chancre induré au bord de la grande lèvre gauche. Plaques muqueuses nombreuses.

Quelques ecchymoses sous-épicraniennes. Les enveloppes de l'encéphale et l'encéphale sont très congestionnés. Le larynx, la trachée, sont remplis par des mucosités spumeuses abondantes. Leur muqueuse est assez rouge. Les plèvres renferment un peu de sérosité légèrement sanguinolente. A la face postérieure du lobe inférieur droit on trouve quelques petites ecchymoses sous-pleurales, mais pas de plaques d'emphysème. A la coupe des poumons, il s'écoule une quantité considérable d'écume bronchique. Les poumons sont congestionnés, ne renferment pas de noyaux apoplectiques.

La langue est grosse, on découvre à sa pointe et sur son bord gauche des traces de morsures récentes.

Foie et reins congestionnés.

OBSERVATION IV

M. Brouardel. — *La Mort et la Mort subite*

Un gaillard de 16 à 17 ans est trouvé mort dans la voiture cellulaire qui l'amenait au dépôt, à Mazas. Le garde municipal qui était dans la voiture dit que l'individu a dû avoir une crise d'épilepsie. Je n'ai trouvé à l'autopsie que du pointillé des conjonctives et un peu de spume dans les bronches, pas de piqueté sur les épaules, pas de morsure de la langue. L'enquête n'a donné aucun résultat sur les antécédents épileptiques de l'enfant. Il était moralement abandonné, sans famille ; il s'était sauvé de l'endroit où il avait été placé : personne ne pouvait fournir de renseignements sérieux. Je pense que le municipal a formulé un diagnostic exact, mais vous comprenez que ce n'est pas sur le diagnostic de ce garde de Paris que j'ai pu m'appuyer pour formuler mes conclusions.

Autopsie. — X..., 17 ans, mort en voiture cellulaire. Œil normal, rien aux conjonctives. Pas de piqueté ecchymotique de la peau, adherences pleurales anciennes, à gauche. Ecchymoses péricardiques sur le ventricule gauche, surtout à la pointe. Présence de haricots dans l'œsophage : la trachée est remplie d'une spume très abondante ; quelques débris alimentaires recouvrent l'épiglotte. La muqueuse laryngée est piquetée.

Rien dans les autres viscères.

La mort par l'épilepsie peut donner lieu à d'autres problèmes plus difficiles encore et d'une complexité telle qu'ils sont le plus souvent insolubles. Des malfaiteurs, connaissant ce fait que les épileptiques tombent parfois dans le feu, ont pu jeter dans le feu le cadavre de leur victime ou mettre le feu à la maison. La mort peut aussi être due non plus à la chute brusque et involontaire de l'épileptique dans l'eau, mais à une de ces tentatives de suicide si fréquentes au cours de l'absence épileptique.

On imaginera aisément qu'en pareil cas la tâche du médecin légiste est le plus souvent au-dessus de ses forces, et que les causes de la mort deviennent pour lui une énigme que les circonstances concomitantes peuvent seules éclairer. De telle façon que la meilleure conclusion semble être renfermée dans le mot de Brouardel que nous avons déjà cité :

« Je ne connais pas de question plus difficile à résoudre pour le médecin légiste qui n'est pas prévenu que, chez l'individu qu'il examine, il y a des antécédents épileptiques. »

CONCLUSIONS

I. — Les faits de mort par épilepsie sont relativement rares et les mécanismes de cette mort présentent une grande diversité.

II. — D'une façon générale, il est presque impossible qu'une seule crise épileptique amène une issue mortelle si elle n'est point aidée par quelque circonstance concomitante : accidents divers, ou bien lésion antérieure de l'organisme plaçant celui-ci dans un état de moindre résistance.

III. — Cela étant donné, la mort est le plus ordinairement amenée, soit par exagération des phénomènes physiologiques de la crise (rupture en un point du système cardio-vasculaire pouvant produire une hémorrhagie mortelle ; arrêt ou tétanisation du cœur), soit par une succession rapide de crises subintrantes ou état de mal, soit encore par accident.

IV. — C'est la mort par état de mal qui s'observe le plus souvent. D'autre part, le paroxysme épileptique ne permet au malade aucun mouvement pour se soustraire aux dangers d'accident, et la mort accidentelle est fréquente chez les épileptiques (chute d'un lieu élevé, suffocation, submersion, brûlure.)

V. — La mort subite ou rapide par épilepsie peut donner lieu à une enquête médico-légale et il est possible dans quelque cas, au médecin légiste, de la reconnaitre.

VI. — Les signes qui peuvent contribuer à établir ce diagnostic sont nombreux, mais inconstants. Et ce sont :

1° Les déformations et cicatrices anciennes et récentes qu'on rencontre souvent sur le visage de l'épileptique et qui sont produites par les chutes répétées ;

2° Les morsures de la langue et des lèvres ;

3° Les traces d'une perte d'urine ou de matières fécales, pertes involontaires qui se produisent souvent au cours de la crise :

4° La présence de petites taches ecchymotiques sur le cou et la partie supérieure du thorax : le piqueté des conjonctives et de la bouche ;

5° La position du pouce, qui est fréquemment convulsé à l'intérieur de la main ;

6° La température qui peut atteindre 39 ou 40°, une heure après la mort ;

7° Enfin l'autopsie complète révèle une congestion généralisée de tous les viscères, congestion qui peut aller jusqu'à l'hémorrhagie.

INDEX BIBLIOGRAPHIQUE

ZACCHIAS. — Quæstiones medico-legales Romæ. (Amsterdam, 1621.)

BOURNEVILLE. — De l'État de mal épileptique. (*Gazette médicale*, 1874.)

LEGRAND DU SAULLE. — Etude médico-légale sur les épileptiques. (Paris, 1877.)

FÉRÉ. — Les Epilepsies et les Epileptiques.

LAURENT. — *Archives d'Anthropologie criminelle*, 1893.

GODEFROY. *Gazette des hôpitaux*. (Paris, 1846.)

RENGADE ET REYNAUD. — *Annales de la Société médico-chirurgicale de Liège*, 1865.

BACON. — On the modes of death in epilepsie. (*The Lancet*, 1868.)

LUNIER. — *Gazette des hôpitaux*, 1865.

CABADÉ. — *Semaine médicale*, 1892.

BABINSKI. — *Revue de médecine*, 1882.

Nouvelle iconographie de la Salpètrière, 1888 et 1889.

WORCESTER. — *New-York medic. Rev.*

LALOR. — *J. Ment Sc. Lond.*, 1860.

BALE. — *The Lancet*, 1868.

BROUARDEL. — La Mort et la Mort subite.

Annales médico-psychologiques.

BRUTÉ. — *France médicale*, 1880.

CIVIDALLI ET AMATI. — Actes du Cong. internat. d'Anthrop. crim., 1885. (Rome.)

FOVILLE. — Thèse de Paris, 1857.
LEROY. — Thèse de Paris, 1880.
VULPIAN. — Compte rendu Acad. des sciences, 1885
BOURNEVILLE. — *Progrès médical*, 1886 et 1887.
» *Archives de Neurologie*, 1887.
HUBLÉ. — Thèse de Paris, 1881.
FÉRÉ. — Compte rend. Soc. de biolog., 1888.
PISON. — Thèse de Paris, 1888.
MORLOT. — Thèse de Paris, 1881.
MAGNAN. — *Progrès médical*, 1882.
CHALLAND. — *Suisse romande*, 1883.
LESZYNSKI. — *New-York med. journ.*
MÉRICAMP. — *France médicale*, 1879.
EMILE BOWEL. — Thèse de Paris, 1877.
DECAISNE. — *Annales de la Société médicale de Gand*, 1838.

www.ingramcontent.com/pod-product-compliance
Ingram Content Group UK Ltd.
Pitfield, Milton Keynes, MK11 3LW, UK
UKHW020948180726
13838UKWH00003B/1205

9 782329 364667